Inhaltsverzeichnis

EINFÜHRUNG 7

KAPITEL 1: DIE EFFEKTIVSTE DIÄT, DIE SIE KENNEN SOLLTEN. 11

Was ist die DASH-Diät? 12

Warum wurde die DASH-Diät entwickelt? 14

Wie funktioniert die DASH-Diät? 16

Wer sollte auf der DASH-Diät sein? 17

KAPITEL 2: SO FÜHREN SIE EINE ERFOLGREICHEN DASH-DIÄT DURCH. 20

Tipp 1: Konsultieren Sie regelmäßig Ihren Arzt. (Wissen Sie, was Sie davon bekommen können) 21

Tipp 2: Bereiten Sie Nahrung zu, die Sie gerne essen. 22

Tipp 3: Nicht zu viel darüber nachdenken (Routine) 24

Tipp 4: Folgen Sie den Rezepten. 27

Tipp 5: Führen Sie die Änderung schrittweise durch. 28

Tipp 6: Belohnen Sie sich für den Erfolg und seien Sie nicht zu hart, wenn Sie einen Fehler machen. 30

Tipp 7: Bewegung und Sport 32

Tipp 8: Suchen Sie nach Leuten, die sich Ihnen anschließen. 34

Beispielrezepte **37**

1. Vollkorn-Pizza-Margherita 39
2. Rindfleisch-Stroganoff 42
3. Kartoffelschale 45
4. Saisonale Fruchtpalette 49
5. Regenbogen-Eiswürfel 51
6. Buffalo-Hühnerfleisch-Salat-Wraps 53
7. Weißes Hühnerfleisch-Chili 55
8. Curry-Creme aus Tomatensuppe mit Äpfeln 58
9. Garnelen-Ceviche 61

Empfohlene Speisenzubereitungen 63

Gemüse: 4 bis 5 Portionen pro Tag 64

Früchte: 4 bis 5 Portionen pro Tag 65

Molkerei: 2 bis 3 Portionen pro Tag 67

Wechsel zu einem gesünderen Lebensstil 69

KAPITEL 3: DIE BELOHNUNGEN, DIE SIE ERNTEN WERDEN. 74

Vorbeugung von Diabetes 74

Über Gewichtsabnahme 77

Hypertonie 79

Osteoporose 81

Nierengesundheit 82

Krebsprävention 83

SCHLUSSFOLGERUNG **84**

Schlussworte **90**

Dash-diät

Für Anfänger

Der ultimative Dash-Diät-Leitfaden für Anfänger, um die Ernährung zu verbessern und den Blutdruck auf natürliche Weise zu senken

Von *Louise Jiannes*

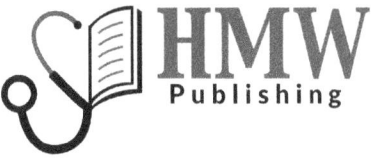

Für weitere tolle Bücher besuchen Sie uns:

HMWPublishing.com

Ein weiteres Buch kostenlos herunterladen

Ich möchte mich bei Ihnen für den Kauf dieses Buches bedanken und Ihnen ein weiteres Buch (genau so lang und wertvoll wie dieses Buch), „Gesundheits- & Fitnessfehler, von denen Sie nicht wissen, dass Sie sie machen", völlig kostenlos anbieten.

Besuchen Sie den unten stehenden Link, um sich anzumelden und es zu erhalten:

www.hmwpublishing.com/gift

In diesem Buch werde ich die häufigsten Gesundheits- und Fitnessfehler aufschlüsseln, die Sie wahrscheinlich gerade jetzt begehen, und Ihnen zeigen, wie Sie leicht in die beste Form Ihres Lebens kommen können!

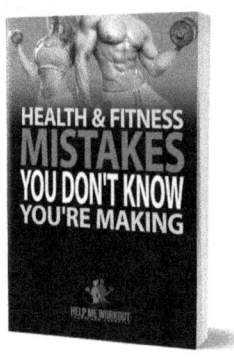

Zusätzlich zu diesem wertvollen Geschenk haben Sie auch die Möglichkeit, unsere neuen Bücher kostenlos zu erhalten, an Gewinnspielen teilzunehmen und andere wertvolle E-Mails von mir zu erhalten. Besuchen Sie erneut den Link, um sich anzumelden:

www.hmwpublishing.com/gift

Über den Co-Autor 92

EINFÜHRUNG

In der heutigen Moderne sind wir alle mehr denn je um unsere Gesundheit besorgt. Dies ist auf die Zunahme von Krankheiten, Viren und anderen Dingen zurückzuführen, die sich auf unser Leben auswirken und darauf, wie gut wir weiterhin so leben können, wie wir es wollen oder müssen. Infolgedessen sind viele neue, großartige Diäten entstanden. Eine der beliebtesten, wenn nicht die beliebteste, ist die DASH-Diät. Die DASH-Diät zielt auf die Vorbeugung und Heilung häufiger Krankheiten wie Bluthochdruck und Diabetes ab, indem insbesondere die Natriumaufnahme, der Zucker und die Fette gesenkt werden. Obwohl es für diesen Zweck entwickelt wurde, hat es sich als sehr wirksam zur Gewichtsreduktion erwiesen und trägt dazu bei, das Risiko für Osteoporose, Nierenprobleme und sogar Krebs zu senken.

Dieses Buch führt Sie in diese seriöse Ernährung ein.

Dieses Buch macht Sie nicht nur mit den neuen effektivsten Diät-Tipps vertraut, sondern enthält auch Rezeptbeispiele, die für Sie zu Beginn dieser gesunden Reise zur Anpassung der neuen DASH-Diät von großem Nutzen sind. Es gibt auch Vorschläge für eine gesündere Lebensweise. Kommen Sie Ihrem Traum näher, gesünder zu werden, und verpassen Sie nicht die Möglichkeit, Ihr Potenzial als gesunder und fitter Mensch auszuschöpfen. Finden Sie die beste Version von sich selbst heraus, indem Sie der DASH-Diät folgen und sich die Informationen in diesem Buch zu Herzen nehmen.

Außerdem empfehle ich Ihnen, sich für unseren E-Mail-Newsletter anzumelden, um über neue Buchveröffentlichungen oder Werbeaktionen informiert zu werden. Sie können sich kostenlos anmelden und erhalten als Bonus ein kostenloses Geschenk: unser Buch „*Gesundheits- & Fitnessfehler, von denen Sie nicht wissen, dass Sie sie machen*"! Dieses Buch wurde geschrieben, um zu entmystifizieren, die wichtigsten Vor- und Nachteile aufzudecken und Sie endlich mit den Informationen auszustatten, die Sie benötigen, um sich in der besten Form Ihres Lebens zu befinden. Aufgrund der überwältigenden Menge an Fehlinformationen und Lügen, die von Magazinen und selbsternannten „Gurus" erzählt werden, wird es immer schwieriger, zuverlässige Informationen zu erhalten, um in Form zu kommen. Im Gegensatz zu dutzenden von voreingenommenen, unzuverlässigen und nicht vertrauenswürdigen Quellen, um Ihre Gesundheits- und Fitnessinformationen zu erhalten. In diesem Buch ist alles aufgeschlüsselt, was Sie brauchen, damit Sie es leicht nachvollziehen und sofort Ergebnisse erzielen können, um Ihre gewünschten Fitnessziele in kürzester Zeit zu erreichen.

Um sich für unseren kostenlosen E-Mail-Newsletter anzumelden und ein kostenloses Exemplar dieses wertvollen Buches zu erhalten, besuchen Sie bitte den Link und melden Sie sich jetzt an: www.hmwpublishing.com/gift

KAPITEL 1: DIE EFFEKTIVSTE DIÄT, DIE SIE KENNEN SOLLTEN.

Heutzutage sind Tipps zum Abnehmen überall zu finden. Besonders auf Social Media gibt es so viele kurze Videos und Fotos, die über die Besonderheiten der Diät informieren. Diese Gesundheitsvorschläge sind jedoch unzuverlässig. Trotz ihrer Invalidität nehmen viele Menschen sie immer noch als Wahrheit wahr. Es ist Zeitverschwendung, wenn auch nicht gefährlich, für Menschen, die sich schnell an das anpassen, was das Internet ihnen sagt. Sie werden von diesem Unsinn jedoch verschont, weil Sie über das wirkliche Geschäft mit Diäten lernen werden. Es ist die effektivste Diät, zu der Sie direkt gehen sollten, anstatt mit anderen Trendmethoden zu experimentieren und Fehler zu machen. Wir haben nur einen Körper und ein Leben. Wir können es uns nicht leisten, mit unserer Gesundheit zu experimentieren.

Was ist die DASH-Diät?

Die DASH-Diät ist nicht nur ein weiterer grundloser sozialer Trend. Es ist gut erforscht und untersucht. In der Tat wird es von Ärzten und anderen Organisationen wie dem National Heart, Lung und Blood Institute, der America Heart Association, den Ernährungsrichtlinien für Amerikaner und den US-amerikanischen Richtlinien zur Behandlung von Bluthochdruck empfohlen. Die DASH-Diät ist ein Ernährungsansatz, der hilft, Bluthochdruck vorzubeugen, den Cholesterinspiegel im Körper zu senken, die Insulinproduktion zu verbessern und sogar den Blutdruck zu senken. Die DASH-Diät geht über den Rat des Laien hinaus, den Natriumgehalt in der Ernährung zu senken. Es geht so weit, sein Ernährungsprogramm mit fettarmer oder fettfreier Milch, mehr Früchten und mehr Gemüse so zu gestalten, dass der Blutdruck gesenkt wird. Es wird betont, wie wichtig es ist, weniger raffiniertes Getreide und mehr Vollkornprodukte zu essen. Die DASH-Diät ist reich an Ballaststoffen, Kalium, Magnesium und Kalzium.

Ursprünglich wurde die DASH-Diät zur Senkung des Blutdrucks und nicht zur Gewichtsreduktion entwickelt. Hauptsächlich enthält es Vollkornprodukte, Fisch, Geflügel, Nüsse, Bohnen, mageres Fleisch und mäßiges Fett. Die DASH-Diät ist mit der Mittelmeerdiät vergleichbar, da sie bestimmte Richtlinien enthält. Aufgrund des niedrigen Natriumgehalts dieser Diät auf Augenhöhe mit vielen Vitaminen und Mineralstoffen senkt sie nicht nur den Blutdruck, sondern hilft auch, den Cholesterinspiegel zu senken. Die DASH-Diät ist einfach und betont Folgendes:

- Mehr Obst, Gemüse und fettarme Milchprodukte essen

- Die Aufnahme von Lebensmitteln verringern, die

einen hohen Cholesterinspiegel, Transfettsäuren und gesättigten Fettsäuren aufweisen.

- Eine moderate Menge Vollkorn, Geflügel, Fisch und Nüsse essen.

- Begrenzung der Aufnahme von Süßigkeiten, Natrium, zuckerhaltigen Getränken und rotem Fleisch.

Warum wurde die DASH-Diät entwickelt?

Die DASH-Diät wurde ursprünglich nicht entwickelt, um unerwünschte Fette in Ihrem Körper zu reduzieren. Es wurde jedoch geschaffen, um Menschen wie uns zu helfen, gesünder zu leben und uns dabei zu unterstützen, weniger an Krankheiten zu erkranken. Um genau zu sein, diese Art der Ernährung kann Ihnen helfen, Bluthochdruck vorzubeugen, den Cholesterinspiegel zu senken, die

Insulinsensitivität zu verbessern und den Blutdruck nachweislich auf ein gesundes Niveau zu senken. Außerdem wurde diese Diät aufgrund des zusätzlichen Vorteils, tatsächlich Gewicht zu verlieren, immer noch eine anständige Menge an Essen zu sich zu nehmen, die sorgfältiger ausgewählt wurde, immer beliebter. Wie bereits erwähnt, können Sie sogar Fleisch essen, um eine ausgewogene Eiweißzufuhr aufrechtzuerhalten. Dies hilft Ihnen dabei, Muskeln zu halten oder zu gewinnen, während Sie gleichzeitig Gewicht verlieren. Eine andere Sache, die diese Diät macht, ist, dass Sie vermeiden können, „leere Kohlenhydrate" zu essen.

Leere Kohlenhydrate sind Kohlenhydrate, denen die richtige Menge an Ballaststoffen fehlt. Raffinierte Getreidekohlenhydrate gelten in diesem Sinne als ungesund. Einige davon sind Lebensmittel aus Weißmehl wie Kuchen, Kekse, Weißbrot usw. Schlechte Kohlenhydrate können auch durch die Einnahme von Erfrischungsgetränken, Alkohol und sogar weißem Reis entstehen. Es ist besser,

Vollkornprodukte, Nüsse, Gemüse, Obst und andere Dinge zu essen, die gute Kohlenhydrate enthalten. Es ist wichtig zu erwähnen, dass diese Diät keine „kohlenhydratarme" Diät ist, sondern nur die guten Arten von Kohlenhydraten zu sich nimmt, da Kohlenhydrate die primäre Energiequelle des Körpers sind und sie daher sehr wichtig für ein ordnungsgemäßes Funktionieren sind.

Wie funktioniert die DASH-Diät?

In den Jahren 2011 bis 2015 wurde DASH Diet von den US News and World Report als die Nummer eins Diät eingestuft. Viele Leute folgten dieser Diät. Natürliche Heilmittel und eine gesunde Ernährung gelten als die beste Vorbeugung und Heilung für Krankheiten wie Bluthochdruck und Diabetes. Die Wirkung der DASH-Diät auf den Körper ist ähnlich wie bei teuren Rezepten. Arzneimittel können den Blutdruck senken und die Wahrscheinlichkeit verringern, dass jemand einen Herzinfarkt, einen Schlaganfall oder eine Herzinsuffizienz erleidet. Die DASH-Diät hat einen ähnlichen Effekt auf Ihre Gesundheit.

Auch wenn Sie nicht an Bluthochdruck und anderen Krankheiten leiden, ist es ratsam, die DASH-Diät zu befolgen, um zu verhindern, dass Sie an Krankheiten erkranken. Wenn Sie den Verdacht haben, an Bluthochdruck zu leiden, wenden Sie sich sofort an Ihren Arzt und erkundigen Sie sich, ob Sie einfach die DASH-Diät einhalten können, anstatt Medikamente einzunehmen. Auf der anderen Seite, wenn Sie jemand mit Bluthochdruck sind und bereits Rezepte haben, sprechen Sie mit Ihrem Arzt, ob Sie zu DASH Diet wechseln und sich nach und nach von den Medikamenten befreien können.

Wer sollte auf der DASH-Diät sein?

Die DASH-Diät passt sich auch den persönlichen Vorlieben der Person in dem Sinne an, dass sie auch einen Ernährungsplan für Vegetarier, Allesfresser oder Menschen hat, die eine ganz natürliche [d.h. ohne Zusatzstoffe] Ernährung wünschen. Es gibt sogar die Möglichkeit, Ihren DASH-Diät-Gewichtsverlustplan mit Hilfe der Bücher „The DASH Diet Action Plan" und „The DASH Diet Weight Loss Solution" zu erstellen. jeder und jeder kann es benutzen. Jung oder Alt, breit oder schlank. Möglicherweise besteht jedoch kein Zweifel, dass Sie dies können, und Sie sollten diesen Diätplan befolgen, wenn Sie positive Ergebnisse erzielen möchten. Darüber hinaus wird es für Menschen empfohlen, die an Bluthochdruck oder Pre-Hypertonie leiden.

Dies sind nur einige der Gründe, warum die DASH-Diät sehr beliebt ist und warum sie in den US-amerikanischen Nachrichten- und Weltberichten seit 5 Jahren die Nummer 1 ist, nämlich 2011, 2012, 2013, 2014 und 2015. Dies gilt auch Empfohlen von mehreren Gruppen und Verbänden wie dem „National Heart, Lung and Blood Institute", der „American Heart Association"" den „Dietary Guidelines for Americans" und den „US Guidelines for Treating High Blood Pressure".

2017 wurde die DASH-Diät von den US News and World Report erneut als beste Diät im siebten Jahr in Folge ausgezeichnet.

KAPITEL 2: SO FÜHREN SIE EINE ERFOLGREICHEN DASH-DIÄT DURCH.

Eine Diät zu befolgen ist nicht so einfach. Etwas Neues zu adoptieren ist noch schwieriger. Es erfordert eine enorme Menge an Geduld und Disziplin, um sich durchzusetzen. Es erfordert eine Menge Mut und Anpassungen, um eine neue gesunde Gewohnheit zu entwickeln. Richtige Diäten dauern nicht nur 1 oder 2 Wochen, sondern auch weniger. Zumindest ein neues Ernährungsregime ändert sich nach 4 oder 5 Wochen merklich positiv. Das Starten und Beenden einer richtigen Diät dauert mindestens einen Monat und kann einige Jahre oder sogar länger dauern. In diesem Kapitel erfahren Sie, wie Sie die DASH-Diät leichter einhalten und schließlich gesünder und stärker werden können. Hört sich gut an, oder? Hier sind einige Tipps, die Sie tun können, um Ihre neue DASH-Diät auf einfache Weise in Gang zu bringen.

Tipp 1: Konsultieren Sie regelmäßig Ihren Arzt. (Wissen Sie, was Sie davon bekommen können)

Es ist nicht wahr, dass jeder alle Diäten machen kann und dass alle Lebensmittel gesund sind. Manchmal kann die Einnahme einer bestimmten Diät einer Person mehr schaden als nützen, wenn sie diesen Prozess durchläuft. Das Beste, was Sie tun müssen, bevor Sie mit einer Diät beginnen, ist, Ihren Arzt zu konsultieren. Es ist nichts Falsches daran, mehr über Ihren Körper zu wissen. Es ist auf jeden Fall auch besser, wenn Sie herausfinden, ob das Diätprogramm Ihrer Gesundheit zuträglich oder schädlich ist. Es gibt so viele Dinge zu berücksichtigen, welche Diät für eine Person am besten ist, wie z. B. Ihre eigenen Ziele, Ihr Grundzustand, Ihr Fettanteil, Ihr Stresslevel und Ihr Stoffwechsel. Ihr Arzt kann diese Dinge für Sie herausfinden und Ihnen einen genaueren Plan für Ihre Gesundheit empfehlen, wie bestimmte Lebensmittel und wann Sie sie essen sollten. Auch Meditation kann empfohlen werden, wenn Sie gestresst sind und Ihre Ernährung beeinträchtigt hat. Obwohl es sich nach einem Fütterungsschritt mit dem Löffel anhören mag, würde es Ihnen leichter fallen, mit Ihrer neuen Diät zu beginnen, wenn Sie mit allen Informationen ausgestattet sind, die Sie benötigen. Allgemeine Richtlinien passen möglicherweise nicht zu Ihrem spezifischen Körpertyp, Lebensstil, Zielen usw., weshalb es am besten ist, sich von Ihrem Arzt über einen personalisierten Ernährungsplan mit Dash Diet als Grundlage informieren zu lassen.

Tipp 2: Bereiten Sie Nahrung zu, die Sie gerne essen.

Wer hat gesagt, dass eine Diät eine schreckliche Erfahrung sein muss? Die meisten Menschen empfinden es als eine unerträgliche Erfahrung, eine neue gesunde Ernährung zu sich zu nehmen – nichts Leckeres essen zu können, die ganze Zeit hungrig zu sein, sich schwach zu fühlen, nicht bereit zu sein, mit Freunden und der Familie zu essen, und eine mühsame Person in einer Gruppe zu sein, die bestellt die stumpfe Seite des Menüs. Das sagen nur diejenigen, die nicht wissen, wie man kreativ mit ihrer Ernährung umgeht. Es gibt Hunderttausende von Dingen, die Sie tun können, um Ihre Ernährung besser und aufregender zu gestalten. Nur weil Sie sich gesund ernähren, heißt das nicht, dass es schlecht schmecken muss oder überhaupt keinen Geschmack haben muss. Wenn Sie Ihren Diäten Geschmack verleihen, wird es Ihnen leichter fallen, weiter zu nähren, ohne die Motivation zu verlieren.

Darüber hinaus enthält die DASH-Diät mehrere bereits für Sie zubereitete Rezepte. Wie bereits erwähnt, können Sie Ihr Rezept auch dann erstellen, wenn Sie die DASH-Diät befolgen. Ihr Vertrauen in Ihre Mahlzeiten beeinflusst, wie angenehm es ist. Wenn Sie immer wieder negative Gedanken haben, dass das neue Essen, das Sie essen, nicht lecker ist oder dass Sie lieber etwas anderes haben möchten, dann würden Sie seine Güte nicht schmecken. Und Ihr Zögern wird sich in Ihrem Gesicht widerspiegeln, und die Leute würden anfangen zu glauben, dass Ihre neue Diät Sie zur Bestrafung zwingt. Muntern Sie sich auf, seien positiv und stark. Der Geschmack mag anfangs ganz anders sein, aber er würde Sie nicht töten – Ihr Jammern würde Ihr Streben belasten und töten. Geben Sie den neuen Gerichten eine Chance und schätzen Sie ihren Geschmack, bevor Sie sich beschweren oder beurteilen, dass er schrecklich schmeckt. Sie müssen an Ihren positiven und mentalen Fähigkeiten arbeiten, damit alles in Ihrem Leben in eine Richtung zu Ihrem Ziel führt, das in diesem Fall für Sie gesünder ist.

Tipp 3: Nicht zu viel darüber nachdenken (Routine)

Manchmal ist der ständige Gedanke, dass Sie eine Diät halten, das, was eine Diät schwierig macht. Es gibt Ihnen das Gefühl, dass Sie „leiden", weil Sie einige der Dinge, die Sie wollen oder die Sie normalerweise konsumieren, nicht essen oder trinken können. In diesem Fall kann es sich um Erfrischungsgetränke, weißen Reis oder etwas anderes handeln, das als "nicht essen" verschrieben wurde. Eine Möglichkeit, damit umzugehen, besteht darin, sich davon abzuhalten, zu denken, dass Sie eine Diät halten. Machen Sie sich bereit zu glauben, dass die Ernährung ein Teil Ihres täglichen Lebens ist. Machen Sie es zu einer Routine. Bald danach werden Sie feststellen, dass Sie die Diät so lange befolgt haben, aber Sie haben nicht mehr darüber nachgedacht. Es ist auch ein richtiger Weg, schlechte Essgewohnheiten loszuwerden.

Untersuchungen zufolge dauert es ungefähr 30 Tage, um eine neue Praxis einzuführen. Es kann zunächst schwierig sein. Am wahrscheinlichsten wäre es jedoch, wenn in der zweiten Woche wiederholt eine neue Diät durchgeführt würde, entspannter und komfortabler. Die neue Routine würde sich in Ihren Alltag integrieren. Wenn Sie diese Aufgabe jeden Tag konsequent ausführen, werden Ihr Gehirn und Ihr Körper in diese Aktivität eingebunden. Die neue Diät wird ein Teil Ihres Lebensstils. Wenn Sie die DASH-Diät als etwas Gesundes betrachten und es ruhig angehen, anstatt sich ständig auf Veränderungen zu drängen und Unannehmlichkeiten scharf zu beobachten, würde sich dieses neue Programm für Ihren Körper immer fremd anfühlen. Und was passiert, wenn Sie immer wieder daran denken, dass etwas fremd ist? Es würde es ablehnen. Ihre Ernährung wird scheitern und Ihre Körperziele würden nicht erreicht, wenn Sie weiterhin negativ über Ihre neue Ernährung nachdenken.

Tipp 4: Folgen Sie den Rezepten.

Haben Sie Angst, sich nicht an Ihre neue Diät zu halten? Angst kommt oft aus dem Unbekannten. Wenn Sie nicht genug über DASH Diet wissen, ist es keine Seltenheit, daran zu zweifeln, ob Sie sich selbst durchschauen können oder nicht. Wie bereits erwähnt, enthält die DASH-Diät jedoch Rezepte, die Sie für Ihre Diätanforderungen schnell befolgen können. Wenn Sie Ihre Rezepte nicht kennen oder nicht gerne kochen, ist dies das Beste, was Sie tun können. Dieser Tipp ist dem zweiten Tipp in gewisser Weise ähnlich, da er Ihnen sagt, dass Sie auswählen müssen, was Sie essen, damit Sie die Diät nicht einfach aufgeben, nur weil Sie den Geschmack nicht mögen oder es satt haben, wieder dasselbe zu essen und wieder. Außerdem sind die Rezepte, die die DASH-Diät gibt, köstlich und nahrhaft. Mit dem neuen Job, den Sie mit einer Dash-Diät versuchen, bemüht sich Ihr Gehirn natürlich mehr, mit der Veränderung Schritt zu halten. Wenn Sie Ihre

Nachforschungen anstellen und Ihre neuen Mahlzeiten ausgiebig planen müssten, um zu kochen, wären Sie sehr erschöpft. Wenn die angeblich neue gesunde Angewohnheit Sie gestresst macht, ist dies höchstwahrscheinlich erfolglos oder führt zu sehr verzögerten Ergebnissen. Damit Sie während der neuen Diät energiegeladen Ihren Alltag wieder aufnehmen können, können Sie sich einfach von den mitgelieferten DASH-Diät-Rezepten coachen lassen. Wenn Sie diese täglich oder wöchentlich konsultieren müssen, müssen Sie sich nicht müde machen, um neue, der Ernährung entsprechende Gerichte zuzubereiten. Sie müssen ihnen nur folgen, sie essen und sich reibungslos auf den Weg zu Ihren Gesundheitszielen machen.

Tipp 5: Führen Sie die Änderung schrittweise durch.

Haben Sie jemals den Satz „langsam aber sicher"

gehört? Es ist besser, schrittweise Änderungen vorzunehmen, die drastisch sind. Ihre Chancen, Ihre Gesundheits- oder Körperziele erfolgreich zu erreichen, sind höher, wenn Sie Dinge tun, die für Ihr eigenes Tempo und Ihre eigenen Fähigkeiten relevant sind. Wenn Sie beispielsweise vorhaben, auf eine neue Diät wie die DASH-Diät umzusteigen, ändern Sie nicht sofort Ihr gesamtes Ernährungsprogramm, es sei denn, Sie sind in der Vergangenheit sehr flexibel und anpassungsfähig. Bevor Sie Ihre geplante Gesamtdiät ändern, fügen Sie Ihrer aktuellen Diät langsam das Wesentliche zu dieser Diät hinzu. Sie können jeden Tag ein paar Portionen Obst und Gemüse essen oder andere Teile der DASH-Diät in Ihre täglichen Mahlzeiten integrieren, bis Sie mehr von der DASH-Diät und weniger von Ihrer aktuellen Diät essen. Machen Sie den Übergang glatt und nicht schockierend für Ihren Körper und Ihre Geschmacksknospen. Fügen Sie einfach jeden Tag mehr und mehr Mahlzeiten der DASH-Diät hinzu, bis Sie sich daran gewöhnt haben oder sich stark genug fühlen, um ganz auf die neue Diät umzusteigen. Fügen Sie nach und nach mehr dieser nahrhaften Lebensmittel hinzu, um sie zu einer regelmäßigen Gewohnheit zu machen. Genau wie das, was die Leute sagen, gehen manche Dinge so schnell, wie sie gekommen sind. Wenn Sie also Ihre Ernährung zu schnell ändern, können Sie ebenso schnell wieder zu Ihrer alten Ernährung zurückkehren. Der Schlüssel zu einer erfolgreichen Diät ist die Konsistenz. Möglicherweise können Sie sich besser an das Programm halten, wenn Sie es schrittweise anpassen.

Tipp 6: Belohnen Sie sich für den Erfolg und seien Sie nicht zu hart, wenn Sie einen Fehler machen.

Das menschliche Gehirn arbeitet in einem Belohnungs- und Bestrafungssystem. Normalerweise geht ein Mensch zu Dingen über, bei denen er positive Reaktionen wie Glück, Erfüllung oder

Vergnügen verspürt. Eine Person neigt dazu, diejenigen zu meiden, die sie zum Nachdenken bringen, wie zum Beispiel Trauer, Unbehagen, Wut und Schmerz. Sie können sich darin üben, erfolgreiche Diäten als eine lohnende Erfahrung zu betrachten. Wenn Sie sich zum Beispiel die ganze Woche konsequent an Ihre neue DASH-Diät gehalten haben, können Sie sich vielleicht bis zum Wochenende die Filme, das Spa oder den Einkauf gönnen. Oder Sie könnten einen kleinen Schummeltag in Betracht ziehen. Wenn Sie dies tun, können Sie den möglichen Stress verringern, der mit dieser Änderung der Nahrungsaufnahme einhergeht. Es konditioniert Ihren Verstand, der sich Ihrer Ernährung verschrieben hat, und es ist eine sehr wichtige Sache, ihn trotz anfänglicher Beschwerden nicht loszulassen. Auf der anderen Seite, wenn Sie jemals die Beständigkeit Ihrer neuen Diät verfehlen, dann seien Sie nicht zu hart für sich. Schauen Sie sich die Situation objektiv an – wo haben Sie möglicherweise einen Fehler gemacht? Untersuchen

Sie Ihre Umstände, kennen Sie Ihre Auslöser und planen Sie, wie Sie einen weiteren Rückschlag überwinden können. Lernen Sie aus diesem Fehler und werden Sie stärker, wenn Sie Ihre Ziele erreichen.

Tipp 7: Bewegung und Sport

Die DASH-Diät funktioniert. Wenn Sie jedoch schneller Ergebnisse erzielen oder Veränderungen in Ihrer Gesundheit und Ihrem Körper feststellen möchten, ist es ratsam, auch Ihren Körper in Bewegung zu bringen. Wie alle Diäten auf dem Markt können Sie durch Bewegung und Bewegung Ihr Ziel deutlich erreichen. Körperliche Aktivitäten fördern den Stoffwechsel und senken den Blutdruck. Besonders wenn Sie die Art von Person sind, die Dinge überdenken könnte oder für die Unannehmlichkeiten empfindlich sind, die durch die Änderungen in Ihrer Ernährung mit sich gebracht werden, ist es für Sie am besten, auch regelmäßig Sport zu treiben. Dies kann dazu beitragen, Ihren Geist zu beruhigen und Sie widerstandsfähiger gegenüber Veränderungen und Beschwerden zu machen. Mit den Endorphinen, die während des Trainings freigesetzt werden, werden Sie geistig und körperlich gestärkt, um sich jeder Herausforderung zu stellen. Wenn die neue Diät Sie ein wenig beruhigen kann, weil Sie nicht mehr so viel Süßes oder Fette essen können, wie Sie es früher getan haben, kann das Training dazu beitragen, Ihre Glückshormone zu steigern und Sie davon abzuhalten, sich niedergeschlagen zu fühlen.

Auch wenn Sie ins Fitnessstudio gegangen sind, ein paar Gewichte gehoben haben, einen Power-Lauf gemacht haben, oder wenn Sie Spaziergänge in solch friedlichen Landschaften machen oder unter Menschen, die auch versuchen, gesund zu bleiben - dann würden Sie sich motivierter fühlen. Wenn Sie Ihren Schul- oder Arbeitsalltag einhalten, dann gehen Sie zurück zu Ihrem Zuhause, um sich Ihrer neuen Diät zu stellen, und denken Sie dann darüber nach, was Ihnen dadurch fehlt. Sie würden sich einfach elend fühlen. Wenn Sie hingegen Ihrem täglichen Leben mehr Bewegung hinzufügen, haben Sie weniger Zeit, sich selbst zu bemitleiden oder Dinge zu überdenken. Versuche jeden Morgen einen Spaziergang zu machen. Stellen Sie sicher, dass Sie einen Zeitplan festlegen, wann Sie Ihre tägliche Übung haben werden. Es muss nicht streng oder extrem hart sein. Wichtig ist, dass Sie körperlich aktiv sind. Warum nicht versuchen, die Treppe anstelle des Aufzugs zu benutzen, wenn Sie ins Büro gehen?

Tipp 8: Suchen Sie nach Leuten, die sich Ihnen anschließen.

Sowohl bei der Erstellung eines neuen Ernährungsplans als auch beim Beginn eines Trainingsprogramms erwies es sich als effektiv, sich einen Kumpel zuzulegen. Wenn Sie sich nicht mit einem Begleiter unwohl fühlen, ist dieser Tipp sehr hilfreich, wenn Sie weiterhin eine Diät halten und gesünder werden möchten. Wie hilft Ihnen eine Diät mit anderen Menschen? Es ist im Allgemeinen hilfreich, andere Leute bei Ihnen zu haben, weil es Ihnen Leute gibt, die Sie bei Ihren Bemühungen unterstützen können. Sie haben die ständige Gewissheit, dass sich das, was Sie tun, lohnt, und dass Sie, wenn Sie es schwer haben, jemanden haben, der Ihnen dabei hilft, es zu schaffen.

Wenn Sie einen Kumpel bei sich haben, ist es nicht einfach, zu kündigen, da Ihre Motivation und Ihr Engagement von zwei oder mehr von Ihnen verdoppelt werden. Wenn Sie jemanden haben, der etwas zusammen macht, ist es einfacher, sich daran zu halten. Wenn Sie zum Beispiel mit einem Freund die DASH-Diät machen, können Sie einkaufen gehen oder Ihre Mahlzeiten zusammen zubereiten. Wenn Sie dabei nicht alleine sind, scheint es weniger Arbeit als vielmehr Spaß und Aufregung zu geben.

Normalerweise freuen sich die Leute auf gemeinsame Aktivitäten mit Freunden oder Gruppen von Freunden. Wenn Sie also die neue Diät mit jemandem machen, freuen Sie sich darauf, gesund zu werden. Wenn Sie anderen Menschen die DASH-Diät vorstellen, werden Sie auch ein guter Einfluss und helfen ihnen dabei, gesündere Menschen zu entwickeln. Sie haben nicht nur sich selbst geholfen, sondern auch anderen Menschen dabei geholfen.

Beispielrezepte

Die DASH-Diät wird vom US-Landwirtschaftsministerium als eine der gesündesten Ernährungsgewohnheiten anerkannt, die Menschen heutzutage zur Verfügung stehen. Die Wirksamkeit der DASH-Diät wird ebenso anerkannt wie der Veganismus, der Vegetarismus und die mediterrane Ernährung. Die DASH-Diät wurde von einigen Leuten als das amerikanischisierte Gegenstück zur Mittelmeerdiät bezeichnet. Ebenso betonen sie den richtigen Verzehr von unverarbeiteten Lebensmitteln, Vollkornprodukten und magerem Fleisch. Was die DASH-Diät von anderen bereits bestehenden Diätplänen unterscheidet, ist, dass sie nicht einschränkend, sondern integrativer ist. Anstatt eine stark hemmende Menge an Kalorien aufzunehmen, fördert DASH Diet diese. Die Forscher und Macher von DASH Diet formulierten den Ernährungsplan mit Lebensmitteln, die die

Menschen bereits zu sich nehmen oder die ihnen allgemein zur Verfügung stehen, damit sie leichter damit umgehen und sich verabschieden können, anstatt neue oder schwer zu findende Lebensmittel zu sich zu nehmen lokale Quellen.

Hier beginnen Sie! Sie können bequem mit Ihrer DASH-Diät beginnen und sicher sein, dass Sie sich dazu verpflichten können, indem Sie einige dieser Beispielrezepte einnehmen. Alle oben genannten Tipps sind für diese Rezepte hilfreich. Die DASH-Diät bietet viele verschiedene Rezepte, von Vorspeisen über Getränke bis hin zu Hauptgerichten, Brotgerichten und Desserts. Wählen Sie diejenigen aus, die dem Lebensmittel in Ihrer aktuellen Ernährung am nächsten kommen. Sie werden bestimmt etwas finden, das Ihnen Spaß macht.

1. Vollkorn-Pizza-Margherita

Zutaten

Für den Teig:

- 1 Teelöffel aktive Trockenhefe

- 3/4 Tasse warmes Wasser

- ¾ Tasse Vollkornmehl

- 2 Esslöffel Gerstenmehl

- 2 Teelöffel Gluten

- 1 Esslöffel Hafer

- 1 Esslöffel Olivenöl

Für den Belag

- 2 ½ Tassen Spinat, gehackt

- 2 ½ Tassen Tomaten, in Scheiben geschnitten

-1 Esslöffel Oregano (gehackt)

-1 Esslöffel Knoblauch (gehackt)

-1 Teelöffel schwarzer Pfeffer

-2 Unzen Mozzarella, frisch.

Zubereitung

1. Um den Teig herzustellen, die Hefe in warmem Wasser auflösen und 5 Minuten ruhen lassen. Trockene Zutaten mischen. Füge Öl und Wasser-Hefe-Mischung hinzu. Kneten Sie 10-15 Minuten lang, um die beste Textur zu erhalten. Ein Elektromischer ist hilfreich, aber nicht notwendig.

2. Den Teig im Kühlschrank mindestens 1 Stunde ziehen lassen.

3. Den Ofen auf 450 F vorheizen. Die Teigkugel auf einer bemehlten Oberfläche auf 1/4 Zoll Dicke vorheizen. Den Teig auf das Backblech oder die Pizzaschaufel legen. Mit Spinat, Tomaten, Basilikum,

Oregano, Knoblauch, schwarzem Pfeffer und Mozzarella belegen. 10-12 Minuten backen, oder bis der Käse schmilzt und die Kruste knusprig wird. Heiß servieren und genießen.

2. Rindfleisch-Stroganoff

Zutaten

- 1/2 Tasse gehackte Zwiebel

- 1/2 Pfund knochenloses Rinderrundes Steak, geschnitten 3/4 Zoll dick, komplett fettfrei

- 4 Tassen ungekochte, eigelblose Eiernudeln

- 1/2 Dose fettfreie Pilzcreme (unverdünnt)

- 1/2 Tasse Wasser

- 1 Esslöffel Allzweckmehl (einfach)

- 1/2 Teelöffel Paprika

- 1/2 Tasse fettfreie saure Sahne

Zubereitung

1. In einer Antihaftpfanne die Zwiebeln bei mittlerer Hitze anbraten, bis sie durchsichtig sind, etwa 5 Minuten. Das Rindfleisch dazugeben und weitere 5 Minuten kochen lassen oder bis das

Rindfleisch weich und gebräunt ist. Gut abtropfen lassen und beiseite stellen.

2. Einen großen Topf 3/4 mit Wasser füllen und zum Kochen bringen. Die Nudeln dazugeben und al dente (zart), 10 bis 12 Minuten oder nach Packungsanweisung kochen. Die Nudeln gründlich abtropfen lassen.

3. In einem Topf die Suppe, das Wasser und das Mehl bei mittlerer Hitze zusammenschlagen. Rühren, bis die Sauce dicker wird, ca. 5 Minuten.

4. Die Suppenmischung und den Paprika zum Rindfleisch in der Pfanne geben. Bei mittlerer Hitze die Mischung umrühren, bis sie erwärmt ist. Vom Herd nehmen und die saure Sahne dazugeben. Rühren, bis alles eine Masse ergibt.

5. Zum Servieren die Nudeln auf die Teller verteilen. Mit der Rindfleischmischung bestreuen und sofort servieren.

3. Kartoffelschale

Zutaten

-2 mittlere rostige Kartoffeln

-Kochspray mit Buttergeschmack

-1 Esslöffel gehackter frischer Rosmarin

-1/8 Teelöffel frisch gemahlener schwarzer Pfeffer

Zubereitung

1. Den Ofen auf 375 F vorheizen.

2. Die Kartoffeln waschen und mit einer Gabel einstechen. In den Ofen stellen und backen, bis die Schalen ca. 1 Stunde knackig sind.

3. Vorsichtig – die Kartoffeln werden sehr heiß – die Kartoffeln halbieren und das Fruchtfleisch herausschöpfen, wobei etwa 1/8 Zoll des Kartoffelfleisches auf der Haut verbleiben. Bewahren

Sie den Zellstoff für eine weitere Verwendung auf.

4. Sprühen Sie die Innenseite jeder Kartoffelschale mit einem mit Butter angereicherten Kochspray ein. Rosmarin und Pfeffer einpressen.

5. Die Schalen 5 bis 10 Minuten lang in den Ofen stellen. Sofort servieren.

4. Himbeer-Schokoladen-Scones

Zutaten

- 1 Tasse Vollkorngebäckmehl

- 1 Tasse Allzweckmehl

- 1 Esslöffel Backpulver

- 1/4 Teelöffel Backpulver

- 1/3 Tasse trans-fettfreier Butteraufstrich

- 1/2 Tasse frische oder gefrorene Himbeeren

1/4 Tasse Miniatur-Schokoladenstückchen

-1 Tasse plus 2 Esslöffel einfacher fettfreier Joghurt

-2 Esslöffel Honig

-1/2 Teelöffel Zucker

-1/4 Teelöffel Zimt

Zubereitung

1. Mehl, Backpulver und Natron in einer großen Schüssel mischen.

2. Den Butteraufstrich krümelig schneiden.

3. Beeren und Schokostückchen hinzufügen. Vorsichtig mischen.

4. Joghurt und Honig in einer kleinen Schüssel mischen.

5. Joghurtmischung zur Mehlmischung hinzufügen

und mischen, bis alles glatt vermischt ist.

6. Teigkugel auf die Arbeitsplatte legen. Ein bis zwei Mal kneten.

7. In einen 1/2 Zoll dicken Kreis rollen.

8. In 12 Keile schneiden.

9. Auf leicht gefettetes Backblech legen.

10. In einer kleinen Schüssel Zucker und Zimt mischen.

11. Über die Scones streuen.

12. Bei 400 F 10 bis 12 Minuten backen.

4. Saisonale Fruchtpalette

Zutaten

- 1/4 Teelöffel gemahlener Zimt

- 1/4 Teelöffel Zucker

- 2 Tassen gefrorene Erdbeeren, ungesüßt (aufgetaut)

- 1/2 Tasse Puderzucker

- 1 Sternfrucht, in Scheiben geschnitten

- 1 Pfirsich, entkernt und in Scheiben geschnitten

- 1 Birne, entkernt und in Scheiben geschnitten

- 1 Pflaume, entkernt und in Scheiben geschnitten

- 1 Kiwi, geschält und geschnitten

-Minzblätter frisch zubereiten, zum Garnieren

Zubereitung

1. In einer kleinen Schüssel Zimt und Zucker verrühren. Beiseite legen.

2. In einer Küchenmaschine oder einem Mixer die Erdbeeren mit Puderzucker mischen. Pulsieren Sie, bis alles glatt ist.

3. Auf gekühlte Dessertteller mit Rand gießen.

4. Die geschnittenen Früchte darauf anrichten.

5. Mit der Zimtzucker-Mischung bestreuen.

6. Mit frischer Minze garnieren und sofort servieren.

5. Regenbogen-Eiswürfel

Zutaten

- 1 1/2 Tassen Erdbeerenwürfel, Kantalupe und Wassermelone

- 1/2 Tasse Heidelbeeren

- 2 Tassen 100 Prozent Apfelsaft (oder ein anderer Lieblingssaft)

- 6 Pappbecher (je 6-8 Unzen)

- 6 Bastelstöcke

Zubereitung

1. Die Früchte mischen und gleichmäßig in die Pappbecher verteilen.

2. Füllen Sie 1/3 Tasse Saft in jede Pappbecher.

3. Stellen Sie die Becher auf eine ebene Fläche im Gefrierschrank.

4. Bis zum teilweisen Einfrieren einfrieren, ca. 1 Stunde.

5. Stecken Sie einen Bastelstab in die Mitte jeden Eiswürfel. Einfrieren, bis sie fest sind.

6. Buffalo-Hühnerfleisch-Salat-Wraps

Zutaten

-3-4 Unzen Hühnerbrüste.

- 2 ganze Chipotle-Paprikaschoten

-1/4 Tasse Weißweinessig

-1/4 Tasse kalorienarme Mayonnaise

-2 Stiele Sellerie, gewürfelt

-2 Karotten, in Streichhölzer geschnitten

-1 kleine gelbe Zwiebel, gewürfelt (ca. 1/2 Tasse)

- 1/2 Tasse dünn geschnittene Rutabaga oder ein anderes Wurzelgemüse

-4 Unzen Spinat, in Streifen geschnitten.

-2 Vollkorntortillas (12 Zoll Durchmesser)

Zubereitung

1. Sie können Reste oder ein geröstetes Hähnchen verwenden, wenn dies vorhanden ist. Wenn nicht, den Ofen auf 375 F vorheizen oder den Grill starten.

2. Hähnchenbrust auf jeder Seite ca. 10 Minuten backen oder grillen, bis die Innentemperatur 165 F beträgt.

3. Hähnchen herausnehmen, abkühlen lassen und in Würfel schneiden.

4. In einem Mixer pürieren Sie Chipotle-Paprika mit Weißweinessig und Mayonnaise.

5. Alle Zutaten außer Spinat und Tortillas in eine Schüssel geben und gut vermischen.

6. Geben Sie 2 Unzen Spinat und die Hälfte der Mischung in jede Tortilla und wickeln Sie sie ein. Jede Packung in zwei Hälften schneiden, um sie zu servieren.

7. Weißes Hühnerfleisch-Chili

Zutaten

- 1 Dose (10 Unzen) weißes Hühnerfleisch.

- 3 Tassen gekochte weiße Bohnen

- 1 Dose (14,5 Unzen) natriumarme Tomatenwürfel

- 4 Tassen natriumarme Hühnerbrühe

- 1 mittlere Zwiebel, gehackt

- 1/2 mittelgroße grüne Paprika, gehackt

- 1 mittelgroße rote Paprika, gehackt

- 2 Knoblauchzehen, gehackt

- 2 Teelöffel Chilipulver

- 1 Teelöffel gemahlener Kreuzkümmel

- 1 Teelöffel getrockneter Oregano

- Cayennepfeffer, nach Belieben

- 6 Esslöffel zerfetzter fettarmer Monterey Jack Käse

- 3 Esslöffel gehackter frischer Koriander

- 6 Unzen fettarm gebackene Tortilla-Chips (ca. 65 Chips)

Zubereitung

1. In einem großen Suppentopf das Huhn, die Bohnen, die Tomaten und die Hühnerbrühe hinzufügen. Zugedeckt bei mittlerer Hitze köcheln lassen.

2. In der Zwischenzeit eine Antihaftpfanne mit Kochspray besprühen. Zwiebeln, Paprika und Knoblauch dazugeben und anbraten, bis das Gemüse weich ist, 3 bis 5 Minuten.

3. Die Zwiebel-Pfeffermischung in den Suppentopf geben.

4. Chilipulver, Kreuzkümmel, Oregano und nach Belieben Cayennepfeffer unterrühren.

5. Ca. 10 Minuten köcheln lassen, oder bis alle Gemüse weich sind.

6. In erwärmte Schalen füllen.

7. Jede Portion mit 1 Esslöffel Käse und 1 Teelöffel Koriander bestreuen.

8. Mit gebackenen Chips an der Seite servieren (ca. 6 bis 8 Chips pro Portion Chili).

8. Curry-Creme aus Tomatensuppe mit Äpfeln

Zutaten

- 2 Esslöffel Olivenöl

- 1 1/2 Tassen fein gehackte Zwiebel

- 1 Tasse fein gehackter Sellerie

- 1 Teelöffel gehackter Knoblauch

- 1 Esslöffel Currypulver, oder nach Belieben

- 3 Tassen Tomatenkonserven ohne Salzzusatz, abgetropft

- 1 Lorbeerblatt

- 1/2 Teelöffel Thymian

- Gemahlener schwarzer Pfeffer, nach Belieben

- 1 Tasse langkörniger brauner Reis

-6 Tassen natriumarmes Gemüse oder Hühnerbrühe

-1 Tasse fettfreie Milch

-1 1/2 Tassen Apfelwürfel

Zubereitung

1. In einem Suppentopf das Öl bei mittlerer Hitze erhitzen.

2. Die gehackte Zwiebel, den Sellerie und den Knoblauch dazugeben.

3. Bissfest anbraten, ca. 4 Minuten.

4. Das Currypulver dazugeben und unter Rühren ca. 1 Minute garen.

5. Tomaten, Lorbeerblatt, Thymian, schwarzen Pfeffer und Reis hinzufügen.

6. Ständig umrühren und dabei zum Kochen bringen.

7. Brühe hinzufügen.

8. Wieder zum Kochen bringen und dann ca. 30 Minuten köcheln lassen.

9. Wenn der Reis weich ist, entfernen Sie das Lorbeerblatt.

10. Die Suppe in eine Küchenmaschine oder einen Mixer geben und pürieren, bis sie glatt ist.

11. Die Suppe wieder in den Topf gießen und die Milch und die Apfelwürfel dazugeben.

12. Garen, bis sie durchgewärmt sind.

13. In einzelne erwärmte Schalen füllen und sofort servieren.

9. Garnelen-Ceviche

Zutaten

1/2 Pfund rohe Garnelen, in 1/4-Zoll-Stücke geschnitten.

- 2 Zitronen, Schale und Saft

- 2 Limetten, Schale und Saft

-2 Esslöffel Olivenöl

-2 Teelöffel Kreuzkümmel

-1/2 Tasse gewürfelte rote Zwiebel

-1 Tasse gewürfelte Tomate

-2 Esslöffel gehackter Knoblauch

-1 Tasse schwarze Bohnen, gekocht

1/4 Tasse gewürfelte Serrano-Chilipfeffer und Kerne entfernt

-1 Tasse gewürfelte Gurke, geschält und

entkernt

-1/4 Tasse gehackter Koriander

Zubereitung

1. Garnelen in eine flache Pfanne geben und mit Zitronen- und Limettensaft bedecken, wobei die Schale erhalten bleibt.

2. Mindestens 3 Stunden lang oder bis die Garnelen fest und weiß sind, kalt stellen.

3. Die restlichen Zutaten in einer separaten Schüssel mischen und beiseite stellen, während die Garnelen kalt gegart werden.

4. Nach dem Servieren Garnelen und Zitrussaft mit den restlichen Zutaten mischen.

5. Mit gebackenen Tortilla-Chips servieren.

Empfohlene Speisenzubereitungen

Wenn Sie der Typ sind, der gerne Ihre Gerichte kreiert, dann können Sie Ihre Kreativität einsetzen. Abgesehen von den gesunden Rezepten, hier sind die Grundlagen der DASH-Diät, die Sie als Richtlinien für die Zubereitung Ihrer Mahlzeiten verwenden können. Nachfolgend sind einige Vorschläge aus der DASH-Diät aufgeführt und welche Abschnitte Sie befolgen können:

Körner: 6 bis 8 Portionen pro Tag

- Zu den Körnern gehören Brot, Getreide, Reis und Nudeln. Beispiele für eine Portion Getreide sind 1 Scheibe Vollkornbrot, 1 Unze (oz.) trockenes Getreide oder 1/2 Tasse gekochtes Getreide, Reis oder Pasta.

-Konzentrieren Sie sich auf Vollkorn, da es mehr Ballaststoffe und Nährstoffe enthält als veredelte Körner. Verwenden Sie z.B. Vollkornreis anstelle von Weißreis, Vollkornnudeln anstelle von normalen

Nudeln und Vollkornbrot anstelle von Weißbrot. Achten Sie auf Produkte mit der Bezeichnung „100 Prozent Vollkorn".

- Getreide ist von Natur aus fettarm, daher sollten Sie es vermeiden, Butter darüber zu streichen oder Sahne- und Käsesaucen hinzuzufügen.

Gemüse: 4 bis 5 Portionen pro Tag

-Tomaten, Karotten, Brokkoli, Süßkartoffeln, Gemüse und anderes Gemüse sind voll von Ballaststoffen, Vitaminen und Mineralien wie Kalium und Magnesium. Beispiele für eine Portion sind 1 Tasse rohes Blattgemüse oder 1/2 Tasse zerkleinertes Roh- oder Kochgemüse.

-Betrachten Sie Gemüse nicht nur als Beilage – eine herzhafte Gemüsemischung über Vollkornreis oder Vollkornnudeln kann als Hauptgericht für eine Mahlzeit dienen.

-Frisches oder gefrorenes Gemüse ist eine gute Wahl. Beim Kauf von gefrorenem und konserviertem Gemüse sollten Sie sich für Gemüse entscheiden, das als natriumarm oder ohne Salzzusatz gekennzeichnet ist.

- Um die Anzahl der Portionen zu erhöhen, passen Sie sich täglich an, seien Sie kreativ. Zum Beispiel in einem Pfannengericht die Fleischmenge halbieren und auf das Gemüse geben.

Früchte: 4 bis 5 Portionen pro Tag

-Viele Früchte benötigen wenig Vorbereitung, um ein gesunder Teil einer Mahlzeit oder eines Snacks zu werden. Wie Gemüse sind sie mit Ballaststoffen, Kalium und Magnesium gefüllt und weisen typischerweise einen niedrigen Fettgehalt auf – Ausnahmen sind Avocados und Kokosnüsse. Beispiele für eine Portion sind 1 mittlere Frucht oder

1/2 Tasse frische, gefrorene oder konservierte Frucht oder 4 Unzen Saft.

-Nehmen Sie ein Stück Obst zu den Mahlzeiten und eines als Snack, dann runden Sie Ihren Tag mit einem Dessert aus frischen Früchten und einem Spritzer fettarmen Joghurt ab.

-Nach Möglichkeit auf essbaren Schalen lagern. Die Schalen von Äpfeln, Birnen und den meisten Früchten mit Vertiefungen verleihen den Rezepten eine interessante Textur und enthalten gesunde Nährstoffe und Ballaststoffe.

- Denken Sie daran, dass Zitrusfrüchte und Säfte, wie z.B. Grapefruit, mit bestimmten Medikamenten interagieren können, also fragen Sie Ihren Arzt oder Apotheker, ob sie für Sie in Ordnung sind.

- Wenn Sie sich für Dosenobst oder Saft entscheiden, achten Sie darauf, dass kein Zucker hinzugefügt wird.

Molkerei: 2 bis 3 Portionen pro Tag

- Milch, Joghurt, Käse und andere Milchprodukte sind wichtige Quellen für Kalzium, Vitamin D und Protein. Aber der Schlüssel ist, sicherzustellen, dass Sie Milchprodukte wählen, die fettarm oder fettfrei sind, weil sie sonst eine wichtige Quelle für Fett sein können – und das meiste davon ist gesättigt. Beispiele für eine Portion sind 1 Tasse Magermilch oder 1 Prozent Milch, 1 Tasse Joghurt oder 1 1/2 Unzen Käse.

- Fettarmer oder fettfreier gefrorener Joghurt kann Ihnen helfen, die Anzahl der Milchprodukte, die Sie essen, zu erhöhen und gleichzeitig einen süßen Genuss zu bieten. Fügen Sie Obst hinzu, um eine gesunde Note zu erhalten.

-Wenn Sie Schwierigkeiten bei der Verdauung von Milchprodukten haben, wählen Sie laktosefreie Produkte oder erwägen Sie die Einnahme eines rezeptfreien Produkts, das das Enzym Laktase enthält, das die Symptome einer Laktoseintoleranz reduzieren oder verhindern kann.

-Lassen Sie die Finger von normalen und sogar fettfreien Käsesorten, da sie typischerweise einen hohen Natriumgehalt aufweisen.

Mageres Fleisch, Geflügel und Fisch: 6 oder weniger Portionen pro Tag.

- Fleisch kann eine reiche Quelle an Proteinen, B-Vitaminen, Eisen und Zink sein. Aber weil auch magere Sorten Fett und Cholesterin enthalten, sollten Sie sie nicht zu einem Grundpfeiler Ihrer Ernährung machen – eliminieren Sie typische Fleischportionen um ein Drittel oder eine Hälfte und stapeln Sie sie stattdessen auf das Gemüse. Beispiele für eine Portion sind 1 Unzen gekochtes hautloses Geflügel, Meeresfrüchte oder mageres Fleisch oder 1 Ei.

-Haut und Fett von Geflügel und Fleisch abschneiden und dann backen, grillen oder braten, anstatt sie in

Fett zu braten.

- Essen Sie herzgesunde Fische wie Lachs, Hering und Thunfisch. Diese Fischarten sind reich an Omega-3-Fettsäuren, die helfen können, den Gesamtcholesterinspiegel zu senken.

Diese Vorschläge sind einige der Portionen, die direkt aus der DASH-Diät zitiert werden. Was hier vorgestellt wurde, sind ausgewogene Mengen an Portionen, die Ihnen helfen, Ihr Ziel zu erreichen, entweder den Blutdruck zu senken oder etwas Gewicht zu reduzieren.

Wechsel zu einem gesünderen Lebensstil

Eine Diät allein würde Sie nicht zu einer gesünderen Person machen. Obwohl eine gute Ernährung zu einer deutlichen Verbesserung Ihrer Gesundheit führt, können Sie noch etwas tun, um noch besser zu werden. Oder wenn Ihre neue Diät keine Fortschritte gemacht hat, sind einige Änderungen des Lebensstils ratsam. Wenn Sie beispielsweise an Bluthochdruck leiden, ist die Ursache für Ihren Zustand nicht nur eine ungesunde Ernährung, sondern wird auch von Ihren Gewohnheiten beeinflusst. Es ist nur sinnvoll, dass Sie nicht nur Ihr Ernährungsprogramm, sondern auch Ihre anderen Praktiken ändern, um Ihren Bluthochdruck zu verringern oder zu beseitigen. Hier sind einige schrittweise Änderungen, die Sie auf Ihr Leben anwenden können:

- Wasser – trinken Sie jeden Tag etwas mehr Wasser. Es wird empfohlen, täglich mindestens 2 Liter Wasser zu konsumieren. Beschränken oder beseitigen Sie alle zuckergesüßten Getränke wie Limonaden, Schokolade, zuckerhaltige Shakes, Kaffee und dergleichen.

- Trinken – vermindern Sie Ihren Alkoholkonsum, besonders weil die meisten Trinkveranstaltungen mit anderen ungesunden Gewohnheiten verbunden sind.

- Rauchen – verringern Sie Ihre Rauchergewohnheit, bis Sie ganz damit aufhören können. Halten Sie sich von Personen fern, die rauchen oder von Raucherzonen, um nicht zu riskieren, dass Sie Passivrauch atmen.

- Schlafen – mehr Schlaf bekommen, wenn Sie nicht genug haben und die richtige Menge an Schlaf bekommen, wenn Sie zu viel haben.

- Dessert – Sie können Obst als Dessert anstelle der üblichen mit Zucker gefüllten wie Eis, Schokolade, Süßigkeiten, Kuchen und andere Backwaren essen. Wenn Sie Süßigkeiten essen wollen, verzehren Sie kleinere Portionen.

- Salz – anstatt Salz in der Küche zu verwenden, verwenden Sie stattdessen Kräuter und Gewürze. Um die Verwendung von Salz zu vermeiden oder seine Zugänglichkeit einzuschränken, stellen Sie keine Salzstreuer auf Ihren Esstisch.

- Snacks – die meisten Menschen entscheiden sich

für salzige und süße Snacks. Wenn Sie anfangen, nach einem weiteren Beutel Kartoffelchips oder einer Schachtel Donuts zu suchen, sollten Sie stattdessen frische Früchte essen. Eine weitere Möglichkeit, die Sie nutzen können, sind Gemüsestreifen. Sie können geschnittene Karotten, gemischtes Gemüse und Paprika für einen schnellen Snack aufbewahren.

- Seien Sie aktiver – nehmen Sie sich mindestens 10 Minuten pro Tag Zeit, um sich zu bewegen, wie z.b. Gehen, Treppensteigen, Radfahren, Joggen, usw. Wenn Sie können, ist es besser, mindestens 30 Minuten Training für vier bis fünf Mal pro Woche zu haben.

- Trainingsplan – planen Sie sich einen Trainingsplan oder holen Sie sich einen Trainingspartner oder einen Personal Trainer, um sich fit zu halten.

- Gesundheitscheck – konsultieren Sie regelmäßig Ihren Arzt, anstatt nur bei Krankheit oder Unwohlsein in die Klinik zu gehen. Es ist am besten, Ihren Blutdruck, Ihren Blutcholesterin- und

Glukosewert rechtzeitig überprüfen zu lassen.

Es ist nicht einfach, eine abrupte Änderung des Lebensstils vorzunehmen. Versuchen Sie also, ein oder zwei von ihnen Woche für Woche anzuwenden, bis Sie eine Gewohnheit daraus machen. In kürzester Zeit würde man sich an einen so gesunden Lebensstil gewöhnen, und man wäre natürlich ein so gesunder Mensch.

KAPITEL 3: DIE BELOHNUNGEN, DIE SIE ERNTEN WERDEN.

Mit der DASH-Diät, die ihre Grundlage auf Gesundheit und nicht auf Eitelkeit hat, gibt es so viele Vorteile, die Sie erhalten können, wenn Sie der Ernährung folgen. Nachfolgend finden Sie einige der großartigen Belohnungen, die Ihnen helfen sollen, Ihr Leben besser zu verstehen und diesen ersten Schritt zu tun.

Vorbeugung von Diabetes

Schätzungen zufolge leiden allein in den Vereinigten Staaten von Amerika 29,1 Millionen Menschen an Diabetes. Von diesen 29,1 Millionen sind 8,1 Millionen möglicherweise nicht diagnostiziert oder wissen nichts über ihren aktuellen Zustand. Bei Erwachsenen ab 20 Jahren ist mehr als jeder zehnte an Diabetes erkrankt, bei Senioren ab 65 Jahren sogar mehr als jeder vierte. Diabetes ist nichts, was man leicht nehmen sollte. Eine Person, die von dieser Erkrankung betroffen ist, kann Schäden an den großen Blutgefäßen des Gehirns, Herzens oder der Beine erleiden. Eine Beschädigung der kleinen Blutgefäße ist ebenfalls möglich. Dies kann Probleme für Augen, Nieren, Füße und Nerven verursachen. Derzeit gibt es noch keine Heilung für Diabetes. In diesem Sinne ist es am besten, dem Sprichwort zu folgen. „Vorbeugen ist besser als heilen."

Es gibt zwei Haupttypen von Diabetes; Typ 1 und Typ 2. Der Unterschied zwischen den beiden ist im Grunde, wie sie erworben werden, aber sie haben den gleichen Effekt. Diabetes wird durch den Anstieg der Glukose im Blut verursacht, der wiederum durch den Mangel an Insulin oder möglicherweise durch eine unzureichende Reaktion des Körpers auf das bereits vorhandene Insulin verursacht wird. Hier spielt die DASH-Diät ihre Rolle. Laut einer Studie von Angela D. Liese, PhD, MPH, Michele Nichols, MS, Xuezheng

Sun, MSPH, Ralph B. D'Agostino, Jr., PhD und Steven M. Haffner, MD, in der sie das Auftreten von Typ assoziierten 2 Diabetes bei Menschen aus verschiedenen Rassen und Orten und mit verschiedenen Geschlechtern, die alle die Dash-Diät befolgten. Sie konnten aus ihrer Studie schließen, dass sich die Dash-Diät tatsächlich als vorteilhaft für die Vorbeugung von Diabetes erweisen könnte.

Da diese Diät die Verbesserung der Insulinsensitivität fördert, hilft sie auch, das Auftreten von Diabetes bei der Person, die sie verfolgt, zu verhindern. Laut mehreren Studien, die sich mit den Auswirkungen von Diäten in Verbindung mit unterschiedlichen Belastungsgraden auf das Auftreten von Diabetes befassten, haben „frühere randomisierte Studien mit Lebensstilinterventionen gezeigt, dass zunehmende körperliche Aktivität in Kombination mit einer Diät zur Förderung des Gewichtsverlusts die Inzidenz von Typ 2 verringern kann Diabetes bei anfälligen Personen... Diätmaßnahmen konzentrierten sich auf

Kalorienreduzierung, verringerte Fettaufnahme und erhöhten Ballaststoffverbrauch. Insgesamt führten Bewegung und Diätmaßnahmen zu einem signifikanten Gewichtsverlust und verringerten das Diabetesrisiko um 37%." Was die DASH-Diät anbelangt, ist es klar, dass sie unter diese Kategorie fällt, da die Diät Sie auch auffordert, Ihre Fett- und Natriumaufnahme zu senken und nur gute, ballaststoffreiche Kohlenhydrate und viele andere Dinge zu essen.

Über Gewichtsabnahme

Abnehmen ist möglich, wenn der Körper weniger Kalorien enthält. Die DASH-Diät legt jedoch keinen Schwerpunkt auf die Reduzierung der Kalorienaufnahme. Es schlägt vor, nährstoffreiche Lebensmittel anstelle von kalorienreichen zu verwenden, um einige Zentimeter von der Taille zu verlieren. Eine ballaststoffreiche Ernährung hat sich beim Abnehmen als wirksam erwiesen.

Gesund wird man am besten, wenn man sich ausgewogen und gleichzeitig nährstoffreich ernährt. Und die DASH-Diät ist genau das. Aufgrund seiner Formbarkeit ermöglicht es eine erfolgreiche und nachhaltige Diät. Im Gegensatz zu anderen Ernährungsplänen bleibt der Körper nicht entzogen und hungrig. Es reduziert lediglich die Anzahl der verarbeiteten Fette und Süßigkeiten und erstattet die Kosten für Obst, Gemüse und fettarme Milchprodukte. Obwohl die DASH-Diät ursprünglich zur Senkung des Blutdrucks entwickelt wurde, hilft sie auch beim Abnehmen. Es liegt an seinem Ernährungsplan, der echte Lebensmittel mit dem richtigen Anteil an Proteinen und viel Obst und Gemüse beinhaltet. Weil es gleichzeitig gesund und geschmeidig ist, ist es lebenslang anwendbar. Es ist auch nicht einschränkend für Erwachsene oder Personen mit gesundheitlichen Beschwerden, aber jeder kann es essen, einschließlich der Kinder oder der ganzen Familie. Mit der DASH-Diät als gesundem Ernährungsplan für den Haushalt wäre es für niemanden mehr oder weniger notwendig, auf ihre Ernährung zu achten. Dies ist sehr vorteilhaft für Personen, die aufgrund von metabolischem Syndrom, Typ-2-Diabetes, PCOS und Gewichtszunahme nach der Menopause an Gewicht zunehmen.

Hypertonie

Dash in DASH-Diät bedeutet diätetische Ansätze, um Bluthochdruck zu stoppen. Allein in den USA sind über fünfzig Millionen Menschen von Bluthochdruck betroffen. Auf internationaler Ebene erreichen Menschen mit hohem Blutdruck bis zu 1 Milliarde. Laut Angaben der Weltgesundheitsorganisation verursacht Bluthochdruck jährlich etwa 7,1 Millionen Todesfälle. Bluthochdruck ist ein schwerwiegender Fall, da er nicht nur den Blutdruck beeinflusst, sondern auch andere Zustände im Körper beeinflusst oder verursacht. Es induziert einen Herzinfarkt, Schlaganfall, Herzinsuffizienz und sogar Nierenerkrankungen. Indem Sie die DASH-Diät einhalten und sich vor Bluthochdruck schützen, halten Sie sich auch von anderen Kreislauf- und Ausscheidungskrankheiten fern.

Um Ihnen einen Eindruck von einem gesunden Blutdruck zu geben und wenn Sie sich Sorgen machen sollten, finden Sie hier einige Erklärungen zum normalen Blutdruck. Während der Blutdruckmessung werden zwei Zahlen aufgezeichnet - eine systolische und eine diastolische. Der Name oben ist systolisch, während der untere diastolisch ist. Systolisch ist in der Regel höher als diastolisch. Es misst den Druck in den Arterien, wenn sich die Muskeln im Herzen zusammenziehen oder schlagen. Auf der anderen Seite ist diastolisch die Zahl, die den Druck in den Arterien zwischen der Muskelkontraktion im Herzen oder wenn es ruht oder Blut nachfüllt, misst. Der Normalbereich für den systolischen Druck beträgt 120 oder weniger, während der Normalbereich für den diastolischen Druck 80 oder weniger beträgt. Höhere Zahlen als diese deuten auf eine Tendenz zu Bluthochdruck hin.

Osteoporose

Ein weiterer gesundheitlicher Vorteil der DASH-Diät besteht darin, dass Sie nicht an Osteoporose leiden. Es ist eine Krankheit, bei der der Körper zu viel oder zu wenig Knochen produziert oder Knochen verliert. Es ist durchaus üblich bei älteren Menschen. Die neue DASH-Diät kann Ihnen dabei helfen, diese Krankheit zu vermeiden. Die Ernährung ist reich an Kalzium, Eiweiß und Kalium, die alle zur Vorbeugung oder Verlangsamung der Osteoporose erforderlich sind. Lebensmittel wie Milch, mageres Fleisch, Getreide, Blattgemüse und Obst helfen, stärkere Knochen aufzubauen. Betrachten Sie sich als gesunden, älteren Erwachsenen mit einer guten Körperhaltung, wenn Sie so bald wie möglich mit der

DASH-Diät beginnen.

Nierengesundheit

Nierenprobleme gehören zu den häufigsten Erkrankungen, an denen Menschen heutzutage leiden - von Harnwegsinfekten (HWI), Nierensteinen bis hin zu Nierenversagen. Diese werden durch übermäßige Mineralablagerungen in den Nieren verursacht, die sich zu Steinen formen. Es macht das Wasserlassen sehr schmerzhaft. Es verursacht auch andere körperliche Schmerzen wie starke Rückenschmerzen. Hohe Mineralablagerungen in den Nieren resultieren aus einer hohen Natriumaufnahme, die den Körper entwässert und die Nieren überanstrengt. Die DASH-Diät beinhaltet die Senkung des Natriumgehalts in den Mahlzeiten, was letztendlich zur Vorbeugung und Heilung von Nierenproblemen beiträgt.

Krebsprävention

Eine der Krankheiten, die die Menschen am meisten fürchten, ist Krebs. Krebs ist etwas unvorhersehbar, da er jedem passieren kann. Die Chancen, eine zu bekommen, können jedoch durch die Einführung der DASH-Diät gesenkt werden. Die hohe Konzentration an Ballaststoffen, Vitaminen und Antioxidantien in Obst, Gemüse und Vollkornprodukten in der DASH-Diät verringert oder verhindert die Wirkung freier Radikale. Eines davon sind die Nebenprodukte der Zellatmung. Dies führt zu Mutationen in gesunden Zellen, die zu Krebs führen können.

SCHLUSSFOLGERUNG

Zweifellos ist die DASH-Diät das mit Abstand effektivste und nützlichste Ernährungsprogramm, nicht nur für Menschen mit körperlichen Beschwerden, sondern auch für diejenigen, die ein paar Kilo ihres Körpers abbauen möchten. Es gibt so viele Vorteile, die man beim Essen der DASH-Diät erhalten kann. Obwohl es sich um ein neues Ernährungsprogramm handelt, erweist es sich im Gegensatz zu anderen bereits bestehenden Diäten als weniger schwierig, sich daran anzupassen. Die DASH-Diät ist für Menschen jeden Alters von großem Nutzen, auch für die ganze Familie. Zu den Hauptzwecken gehören die Hilfe bei:

- Hypertonie oder Bluthochdruck

- Diabetes

- Gewichtsverlust

Darüber hinaus ist es ideal zur Linderung und Prävention von Osteoporose, Nierenproblemen und Krebs. Die DASH-Diät ist ein sehr nahrhaftes Ernährungsprogramm.

Zusammenfassend lässt sich sagen, seine allgemeine Idee, wie man sich gesund ernähren kann, berücksichtigt dies:

- Getreide und Getreideprodukte: 6 bis 8 Portionen umfassen mindestens drei Vollkornprodukte wie z.b. geschnittenes Brot, trockenes Getreide, gekochtes Getreide, Pasta, Reis oder Gerste.

- Früchte: 4 bis 5 Portionen wie Grapefruits, Bananen, Rosinen, Trockenfrüchte, usw.

- Gemüse: 4 bis 5 Portionen wie Spinatblätter, Paprika, geschnittene Tomaten, Sprossen, Zucchini, Portobellopilze und Auberginen.

- Fettarme oder nicht fetthaltige Milchprodukte: 2 bis 3 Portionen wie 1% fettfreie Milch, fettarmer Joghurt und Käse.

- Mageres Fleisch, Fisch, Geflügel: 6 oder weniger, wie z.B. frische Hühnerbrust oder -beine, frische Putenbrust, Lendenstücke aus Rindfleisch, Lendenstück, rundes Steak, extra mageres Rinderhackfleisch, Schweinerückenbraten,

Schweinefilet, frischer Fisch und natriumarmer Thunfischkonserven.

- Nüsse, Samen und Hülsenfrüchte: 4 bis 5 Portionen pro Woche wie Nussbutter, ungesalzene Sonnenblumenkerne, usw.

- Gesunde Fette: 2 bis 3 Portionen wie Oliven-, Erdnuss-, Rapsöle, Sojaöl und Maisöl.

- Süßigkeiten: 2 oder weniger, wie z.b. ein 2-Zoller quadratischer Brownie, ein kleiner Donut, ein Mini-Schokoriegel, 2 kleine Kekse, 1 kleiner Muffin und 1 kleines Stück Kuchen oder Kuchen.

Wenn Sie sich an diese Diät halten, werden Sie natürlich weniger Salz zu sich nehmen. Wenn Sie die in diesem Buch vorgeschlagenen Rezeptmuster nicht befolgen können und die gleichen Gerichte zubereiten möchten, die Sie gewohnt sind, können Sie Ihre Natriumzufuhr einschränken, indem Sie einfach weniger oder gar kein Salz auf die von Ihnen zubereiteten Gerichte geben. Auch würde es helfen, die Salzstreuer auf Ihrem Esstisch zu entfernen, damit Sie nicht ständig Salz zu Ihren Mahlzeiten hinzufügen. Eine andere Sache, die Sie neben Ihrer Natriumzufuhr beachten sollten, ist Ihr Alkoholkonsum. Männer sollten ihren Schnaps auf maximal 2 Getränke pro Tag reduzieren, während Frauen sich auf nur einen beschränken sollten. Durch die Kontrolle des Alkoholkonsums wird das Gewicht besser gesteuert, der Blutdruck ist normal und eine Dehydrierung ist weniger wahrscheinlich.

Dieses DASH-Diätbuch gibt Ihnen alles, was Sie wissen müssen, um erfolgreich gesünder zu werden. Das Buch gibt Ihnen nicht nur aktuelle Rezepte, die Sie verwenden können, solange Sie noch nicht mit der Diät vertraut sind, sondern schlägt auch Änderungen in Ihrem Lebensstil vor, um gesünder zu werden und um den Fortschritt zu unterstützen, den die DASH-Diät Ihrem Körper bringen wird. Denken Sie an diese gesunden Gewohnheiten, die Sie schrittweise in Ihr tägliches Leben integrieren sollten.

- Jeden Tag mehr Wasser Trinken und die Menge an gesüßten und alkoholischen Getränken reduzieren

- Rauchen aufgeben oder Passivrauch meiden

- An Obst und Gemüse knabbern und nur kleine Portionen Süßigkeiten und Fette essen

- Kräuter und Gewürze anstelle von Salz verwenden. Stellen Sie keine Salzstreuer auf Ihren Esstisch, um zu vermeiden, dass Ihre Mahlzeiten mehr Salz enthalten

- Trainieren Sie mindestens 10 Minuten am Tag, wenn Sie viel zu tun haben, wie zum Beispiel Treppensteigen, Laufen oder Fahrradfahren

- Holen Sie sich einen Trainingspartner oder Personal Trainer, damit Sie 4 bis 5 Mal pro Woche mindestens 30 Minuten trainieren können

- Konsultieren Sie regelmäßig Ihren Arzt

Ihr Ziel, ein gesünderes Leben zu führen, ist in Ihrer Reichweite. Die DASH-Diät ist Ihre beste Wahl, um diesem Anspruch gerecht zu werden. Im Gegensatz zu anderen Diäten ist die DASH-Diät darauf ausgerichtet, bestimmte Körperzustände zu verhindern oder zu lindern, anstatt sich darauf zu konzentrieren, nur abzunehmen, um gut auszusehen. Zielen Sie zuerst auf Ihre Kerngesundheit, und dann manifestiert sich Ihre Vitalität draußen mit einem gesunden Körper. Mit Ihrem ersten Versuch, DASH-Diät zu machen, müssen Sie nicht allein kämpfen, denn selbst mit diesem Buch erhalten Sie Rezepte und Richtlinien, die Sie für Ihren täglichen neuen gesunden Lebensstil verwenden können. Probieren Sie es eine Woche lang aus und Sie werden wissen, wie einfach es ist. Mit Sicherheit würden Sie schnell zu einer zweiten, dritten, bis zu einer vierten Woche und zu einem ganzen gesunden Leben übergehen.

Schlussworte

Nochmals vielen Dank für den Kauf dieses Buches!

Ich hoffe wirklich, dass dieses Buch Ihnen helfen kann.

Im nächsten Schritt bitte ich Sie, <u>sich in unseren E-Mail-Newsletter eintragen</u>, um über neue Buchveröffentlichungen oder Werbeaktionen informiert zu werden. Sie können sich kostenlos anmelden und erhalten als Bonus unser Buch „7 Fitnessfehler, von denen Sie nicht wissen, dass Sie sie machen"! Dieses Bonusbuch bricht viele der häufigsten Fitnessfehler auf und entmystifiziert viele der Komplexitäten und der Wissenschaft, sich in Form zu bringen. Wenn Sie all diese Fitnesskenntnisse und -wissenschaften in einem umsetzbaren Schritt-für-Schritt-Buch zusammenfassen, können Sie Ihre Fitnessreise in die richtige Richtung beginnen! Um an unserem kostenlosen E-Mail-Newsletter teilzunehmen und Ihr kostenloses Buch zu erhalten, besuchen Sie bitte den Link und melden Sie sich an: <u>www.hmwpublishing.com/gift</u>

Wenn Ihnen dieses Buch gefallen hat, dann möchte ich Sie um einen Gefallen bitten: Wären Sie so freundlich, eine Rezension für dieses Buch zu hinterlassen? Ich wäre Ihnen sehr dankbar!

Vielen Dank und viel Glück auf Ihrer Reise!

Über den Co-Autor

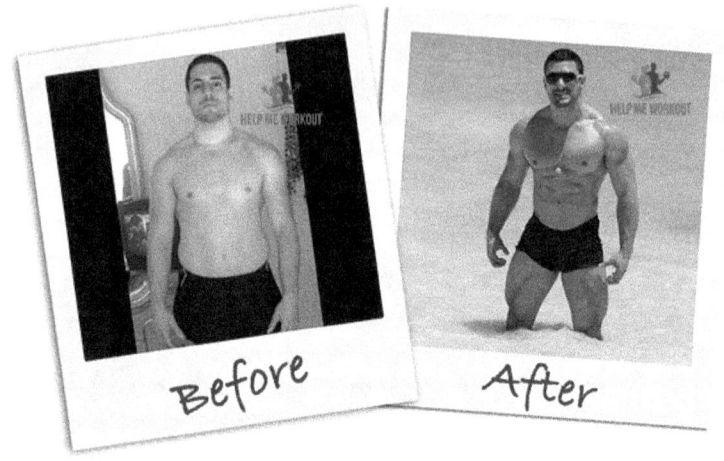

Mein Name ist George Kaplo. Ich bin ein zertifizierter Personal Trainer aus Montreal, Kanada. Ich beginne damit zu sagen, dass ich nicht der breiteste Typ bin, den Sie jemals treffen werden, und das war nie wirklich mein Ziel. Tatsächlich habe ich begonnen, meine größte Unsicherheit zu überwinden, als ich jünger war, was mein Selbstvertrauen war. Das lag an meiner Größe von nur 168 cm (5 Fuß 5 Zoll), die mich dazu drängte, alles zu versuchen, was ich jemals im Leben erreichen wollte. Möglicherweise stehen Sie gerade vor einigen

Herausforderungen oder Sie möchten einfach nur fit werden, und ich fühle mit Sicherheit mit Ihnen mit.

Ich persönlich war immer ein bisschen an der Gesundheits- und Fitnesswelt interessiert und wollte wegen der zahlreichen Mobbingfälle in meinen Teenagerjahren wegen meiner Größe und meines übergewichtigen Körpers etwas Muskeln aufbauen. Ich dachte, ich könnte nichts gegen meine Körpergröße tun, aber ich kann sicher etwas dagegen tun, wie mein Körper aussieht. Dies war der Beginn meiner Transformationsreise. Ich hatte keine Ahnung, wo ich anfangen sollte, aber ich habe gerade erst angefangen. Ich war manchmal besorgt und hatte Angst, dass andere Leute sich über mich lustig machen würden, wenn sie die Übungen falsch machten. Ich wünschte immer, ich hätte einen Freund neben mir, der sich auskennt, um mir den Einstieg zu erleichtern und mich mit allem vertraut gemacht hätte.

Nach viel Arbeit, Studium und unzähligen Versuchen und Irrtümern begannen einige Leute zu bemerken, wie ich fit wurde und wie ich anfing, mich für das Thema zu interessieren. Dies führte dazu, dass viele Freunde und neue Gesichter zu mir kamen und mich um Rat fragten. Zuerst kam es mir seltsam vor, als Leute mich baten, ihnen zu helfen, in Form zu kommen. Aber was mich am Laufen hielt, war, als sie Veränderungen in ihrem eigenen Körper bemerkten und mir sagten, dass es das erste Mal war, dass sie echte Ergebnisse sahen! Von dort kamen immer mehr Leute zu mir und mir wurde klar, dass es mir nach so viel Lesen und Lernen in diesem Bereich geholfen hat, aber es erlaubte mir auch, anderen zu helfen. Ich bin jetzt ein vollständig zertifizierter Personal Trainer und habe zahlreiche Kunden trainiert, die erstaunliche Ergebnisse erzielt haben.

Heute besitzen und betreiben mein Bruder Alex Kaplo (ebenfalls zertifizierter Personal Trainer) und ich dieses Verlagsprojekt, in dem wir leidenschaftliche und erfahrene

Autoren zusammenbringen, um über Gesundheits- und Fitnessthemen zu schreiben. Wir betreiben auch eine Online-Fitness-Website „HelpMeWorkout.com". Ich würde mich freuen, wenn ich Sie einladen darf, diese Website zu besuchen und sich für unseren E-Mail-Newsletter anmelden (Sie erhalten sogar ein kostenloses Buch).

Zu guter Letzt, wenn Sie in der Position sind, in der ich einmal war und Sie etwas Hilfe wünschen, zögern Sie nicht und fragen Sie... Ich werde da sein, um Ihnen zu helfen!

Ihr Freund und Coach,

George Kaplo
Zertifizierter Personal Trainer

Ein weiteres Buch kostenlos

herunterladen

Ich möchte mich bei Ihnen für den Kauf dieses Buches bedanken und Ihnen ein weiteres Buch (genauso lang und wertvoll wie dieses Buch), „7 Fitnessfehler, von denen Sie nicht wissen, dass Sie sie machen", völlig kostenlos anbieten.

Besuchen Sie den untenstehenden Link, um sich anzumelden und es zu erhalten:

www.hmwpublishing.com/gift

In diesem Buch werde ich 7 der häufigsten Fitnessfehler aufschlüsseln, die einige von Ihnen wahrscheinlich begehen, und ich werde zeigen, wie Sie sich leicht in die beste Form Ihres Lebens bringen können!

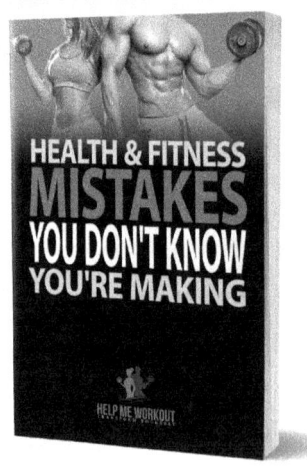

Zusätzlich zu diesem wertvollen Geschenk haben Sie auch die Möglichkeit, unsere neuen Bücher kostenlos zu bekommen, Werbegeschenke zu erhalten und andere wertvolle E-Mails von mir zu erhalten. Besuchen Sie hier den Link, um sich anzumelden:

 www.hmwpublishing.com/gift

Copyright 2017 von HMW Publishing - Alle Rechte vorbehalten.

Dieses Dokument von HMW Publishing im Besitz der Firma A&G Direct Inc ist darauf ausgerichtet, genaue und zuverlässige Informationen in Bezug auf das behandelte Thema und den behandelten Sachverhalt bereitzustellen. Die Publikation wird mit dem Gedanken verkauft, dass der Verlag keine buchhalterischen, behördlich zugelassenen oder anderweitig qualifizierten Dienstleistungen erbringen muss. Wenn rechtliche oder berufliche Beratung erforderlich ist, sollte eine in diesem Beruf praktizierte Person bestellt werden.

Aus einer Grundsatzerklärung, die von einem Ausschuss der American Bar Association und einem Ausschuss der Verlage und Verbände gleichermaßen angenommen und gebilligt wurde.

Es ist in keiner Weise legal, Teile dieses Dokuments in elektronischer Form oder in gedruckter Form zu reproduzieren, zu vervielfältigen oder zu übertragen. Das Aufzeichnen dieser Veröffentlichung ist strengstens untersagt, und eine Speicherung dieses Dokuments ist nur mit schriftlicher Genehmigung des Herausgebers gestattet. Alle Rechte vorbehalten.

Die hierin bereitgestellten Informationen sind wahrheitsgemäß und konsistent, da jede Haftung in Bezug auf Unachtsamkeit oder auf andere Weise durch die Verwendung oder den Missbrauch von Richtlinien, Prozessen oder Anweisungen, die darin enthalten sind, in der alleinigen und vollständigen Verantwortung des Lesers des Empfängers liegt. In keinem Fall wird der Herausgeber für Reparaturen, Schäden oder Verluste aufgrund der hierin enthaltenen Informationen direkt oder indirekt rechtlich verantwortlich oder verantwortlich gemacht.

Die hierin enthaltenen Informationen werden ausschließlich zu Informationszwecken angeboten und sind daher universell. Die Darstellung der Informationen erfolgt ohne Vertrag oder Garantiezusage.

Die verwendeten Marken sind ohne Zustimmung und die Veröffentlichung der Marke ist ohne Erlaubnis oder Unterstützung durch den Markeninhaber. Alle Warenzeichen und Marken in diesem Buch dienen nur zu Erläuterungszwecken und gehören den Eigentümern selbst und sind nicht mit diesem Dokument verbunden.

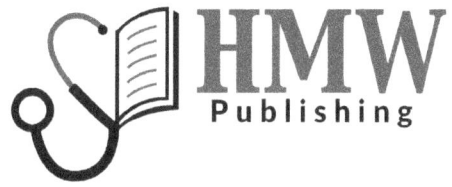

Für weitere tolle Bücher besuchen Sie uns:

HMWPublishing.com

www.ingramcontent.com/pod-product-compliance
Lightning Source LLC
LaVergne TN
LVHW011731060526
838200LV00051B/3124